FORSCHUNGSBERICHTE DES LANDES NORDRHEIN-WESTFALEN

Nr. 2808/Fachgruppe Medizin

Herausgegeben vom Minister für Wissenschaft und Forschung

Prof. Dr. Rudolf Ackermann
Dr. Brunhilde Rehse-Küpper
Abteilung für Virologie
in der Universitäts-Nervenklinik Köln

Die Zentraleuropäische Enzephalitis
in der Bundesrepublik Deutschland

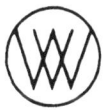

Springer Fachmedien Wiesbaden GmbH 1979

CIP-Kurztitelaufnahme der Deutschen Bibliothek

Ackermann, Rudolf:
Die zentraleuropäische Enzephalitis in der
Bundesrepublik Deutschland / Rudolf Ackermann ;
Brunhilde Rehse-Küpper. - Opladen : West-
deutscher Verlag, 1979.

(Forschungsberichte des Landes Nordrhein-
Westfalen ; Nr. 2808 : Fachgruppe Medizin)
ISBN 978-3-531-02808-8   ISBN 978-3-322-88157-1(eBook)
DOI 10.1007/978-3-322-88157-1
NE: Rehse-Küpper, Brunhilde:

© Springer Fachmedien Wiesbaden
Ursprünglich erschienen bei Westdeutscher Verlag GmbH, Opladen 1979
Gesamtherstellung: Westdeutscher Verlag

Inhalt

I. Einleitung ... 5
    A) Geschichte ... 5
    B) Epidemiologie ... 6
    C) Der Erreger und die Nachweisverfahren ... 7
    D) Pathogenese ... 8
    E) Morphologische Befunde ... 9
    F) Klinisches Bild ... 9

        1) Vorstadium ... 9
        2) Stadium der Organmanifestation ... 9

            a) Meningitische Verlaufsform ... 9
            b) Meningoenzephalitische Verlaufsform ... 10
            c) Meningomyelitische Verlaufsform ... 10

        3) Therapie ... 11
        4) Prophylaxe ... 11
        5) Differentialdiagnose. ... 11

II. Vorkommen der CEE in der Bundesrepublik Deutschland ... 12
    A) Verbreitung von Serumantikörpern bei der Bevölkerung ... 12
    B) Beobachtungen von Krankheitsfällen ... 14
    C) Nachweis des CEE-Virus bei Ixodes ricinus ... 19

        1) Material und Methoden ... 20
        2) Ergebnisse ... 20
        3) Besprechung der Ergebnisse ... 22

III. Zusammenfassung ... 24

IV. Literaturverzeichnis ... 27

V. Anhang
    Tabellen ... 30
    Abbildungen ... 39

I. Einleitung

Unter den durch Zecken übertragenen Viruskrankheiten kommt der Zentraleuropäischen Enzephalitis (CEE) in Europa die größte Bedeutung zu. Sie befällt mit Vorliebe das Nervensystem. Zudem stellt sie nach bisheriger Kenntnis in Europa die häufigste durch Arthropoden übertragene Viruskrankheit dar. Erst seit 15 Jahren ist bekannt, daß auch in der Bundesrepublik mit dieser Erkrankung gerechnet werden muß. Systematische, vom Ministerium für Wissenschaft und Forschung des Landes Nordrhein-Westfalen geförderte Untersuchungen dienten dem Studium der Epidemiologie und Klinik dieser bemerkenswerten Infektionskrankheit, die zu bleibenden Lähmungen und sogar zum Tode führen kann.

A. Geschichte

In der Mitte der dreißiger Jahre wurde im Fernen Osten der UdSSR eine Infektionskrankheit des Zentralnervensystems beobachtet, die sich durch schwere Verläufe und eine Letalität von 30 - 38 % auszeichnete. Systematische Untersuchungen russischer Forscher in den Jahren 1937 - 39 wiesen als Erreger dieser Krankheit ein Virus nach, das durch die Zecke Ixodes persulcatus übertragen wird. Ihrem jahreszeitlichen Auftreten zufolge wurde die Erkrankung Russische Frühjahr-Sommer-Enzephalitis (RSSE), nach ihrem geographischen Vorkommen auch Fernöstliche oder Taiga-Enzephalitis genannt. Später wurde das Virus als Tick-borne Encephalitis Virus (TBE) bezeichnet.

Vom Jahre 1944 an wurde die gleiche Erkrankung in etwas weniger schwerer Form im europäischen Rußland, seit 1949 schließlich auch gehäuft in Mitteleuropa, zuerst in der Tschechoslowakei nachgewiesen. In der Folgezeit wurde sie nach und nach in Ungarn, Polen, Jugoslawien, Österreich, Finnland, Schweden, Dänemark, Bulgarien, Rumänien, Frankreich und der Schweiz beobachtet. Im heutigen Ostdeutschland ist sie seit dem Jahre 1959, in Westdeutschland seit 1964 bekannt. Die mildere europäische Form der TBE wird als CEE oder Frühsommer-Meningo-Enzephalitis (FSME), zuweilen auch nicht ganz richtig als Zecken-Enzephalitis bezeichnet. Weitere Bezeichnungen sind biphasische Meningoenzephalitis, biphasisches Milchfieber sowie Kumlinge disease (Finnland). Ihr Erreger weist geringe serologische Unterschiede gegenüber der fernöstlichen Variante auf. Haupt-Überträger ist die überall in Europa vorkommende Zecke Ixodes ricinus. Im übrigen ist der Erreger verwandt mit dem auf den Britischen Inseln beheimateten Virus der Drehkrankheit der Schafe, des Louping ill, das ebenfalls den Menschen befallen kann.

In umfangreichen Untersuchungen ermittelten vor allem russische, tschechoslowakische und österreichische Forscher die klinischen Erscheinungsformen, die Eigenschaften des TBE-Virus, seine Epidemiologie und Ökologie. Auch eine wirksame Prophylaxe konnte entwickelt werden. Am weitesten verbreitet ist der Erreger offenkundig in einigen Gebieten der Tschechoslowakei und Österreich, wo es jedes Jahr zu kleineren oder größeren Epidemien kommt. In der Bundesrepublik Deutschland gelang es, das Vorkommen und die Verbreitung der Erkrankung zu ermitteln; ihre tatsächliche Häufigkeit ist jedoch noch ungeklärt.

B. Epidemiologie

Die CEE gehört zur großen Gruppe der durch Arthropoden übertragenen (arthropod-borne = Arbo) Virusarten. Durch abwechselnde Infektion von Wirbeltieren und Gliederfüßlern kommt es zu einem Virus-Wirts-Kreislauf. Das empfängliche Wirbeltier sorgt für eine massenhafte Vermehrung des Erregers. Der blutsaugende, empfängliche Arthropode verbreitet die Infektion auf weitere Wirbeltiere. Dabei sind die einzelnen Viren im Hinblick auf ihre Wirte recht spezialisiert. Die Aktivität derartiger Viruswirtszyklen unterliegt naturgemäß vielerlei Einflüssen, vor allem den wechselnden Lebensbedingungen ihrer Wirte.

Für das CEE-Virus stellt die Zecke Ixodes ricinus den weitaus bedeutsamsten Überträger und zugleich ein wichtiges Reservoir dar. Diese Zeckenart ist in Europa außerordentlich weit verbreitet. Andere Zeckenarten spielen demgegenüber eine untergeordnete Rolle. Alle Entwicklungsstadien von Ixodes ricinus, nämlich Larve, Nymphe und Imago, können das Virus übertragen. Wichtigste Wirte unter den Wirbeltieren sind kleine Nagetiere und Insektenfresser. Doch werden auch große Säugetiere wie das Wild und viele Haustiere infiziert und können im Stadium der Virämie am Viruskreislauf teilnehmen. Beim Menschen dürfte dies nur ausnahmsweise der Fall sein. Die Zecken vermehren das Virus ebenso wie das empfängliche Wirbeltier. Sie erkranken jedoch nicht, Wirbeltiere nur ausnahmsweise (Abb. 1).

Das CEE-Virus kann in den Zecken überwintern und transovariell weitergegeben werden. Dies bewirkt, daß im folgenden Jahr neue Generationen von Nagetieren infiziert werden können, die das Virus erneut vervielfältigen. Dank dieser Mechanismen sind die Naturherde des CEE-Virus sehr beständig. Der Igel oder der Siebenschläfer können im Falle einer unter dem Winterschlaf verzögerten Virämie gleichfalls zur Überwinterung des Virus beitragen. Auch Vögel sind für das CEE-Virus empfänglich. Einige Arten dürften bei der Virusverbreitung über größere Gebiete eine Rolle spielen.

Von hoher Spezifität ist der Neutralisationstest. Er wird mit Hilfe von stabilen Primatenzellinien oder weißen Mäusen ausgeführt. Bei der Seltenheit der Erkrankung ist zwar ein positiver Einzelwert bereits sehr verdächtig. Sicher läßt sich die Erkrankung jedoch lediglich aufgrund eines vierfachen Titeranstiegs diagnostizieren. Dies gilt in gleicher Weise für den Hämagglutinationshemmtest und die Komplementbindungsreaktion. Eine möglichst früh im Krankheitsverlauf entnommene Serumprobe muß mit einer zweiten, 10 - 14 Tage später gewonnenen, verglichen werden.

Einfacher auszuführen als der Neutralisationstest sind der Hämagglutinationshemmtest und die Komplementbindungsreaktion, die von gelegentlichen unspezifischen Reaktionen belastet sind.

In neuerer Zeit haben der Radioimmuntest und der Immunofluoreszenztest an Bedeutung gewonnen. Beide Verfahren erlauben es, die nur im Zusammenhang mit der akuten Infektion und frühzeitig auftretenden Antikörper der IgM-Fraktion zu erfassen. Hierdurch wird die Frühdiagnose anhand einer einzigen Serumprobe möglich.

Nach der Erkrankung bleiben neutralisierende und hämagglutinationshemmende Serumantikörper in geringer Menge, lange Zeit, wahrscheinlich zeitlebens, nachweisbar. Dies gibt die Möglichkeit zu epidemiologischen Erhebungen.

D. Pathogenese

Tierexperimenten zufolge vermehrt sich der Erreger an der Stelle des Zeckenbisses im subkutanen Bindegewebe. Von hieraus gelangt er auf dem Lymph- und Blutweg in den Organismus. Im Gefolge weiterer Vermehrungszyklen in verschiedensten Organen entsteht eine ausgeprägte Virämie, die den Erreger über den gesamten Organismus verteilt. Von der Virulenz des Erregerstammes und dem Ausmaß der Abwehrreaktionen wird die Schwere der Krankheitserscheinungen bestimmt. Trotz der besonderen Neigung, das Zentralnervensystem und hier zumal auch die Ganglienzellen zu befallen, führt die Infektion keineswegs regelmäßig zu Symptomen von seiten des Nervensystems. Mit der Entwicklung der Serumantikörper pflegen das Fieber und die akuten Krankheitserscheinungen abzuklingen. Die entzündlichen Gewebsreaktionen klingen ab. Klinisch stellt sich Heilung ein. Infolge der raschen Erregervermehrung und Generalisation auf dem Blutwege verläuft die Infektion also nach dem Prinzip der akuten zyklischen Infektionskrankheit.

Die Epidemiologie der CEE beim Menschen wird in erster Linie von der Verbreitung der von Jahr zu Jahr wechselnden Aktivität der Naturherde bestimmt. Der Mensch wird durch den Stich der virustragenden Zecke infiziert. Gelegentlich infiziert er sich durch den Genuß virushaltiger, nicht pasteurisierter Milch. Mit dem Menschen pflegt die Infektkette zu enden. Die Infektion des Menschen ist deshalb an die Endemiegebiete gebunden.

Erkrankungen des Menschen treten zur Zeit der Zeckenaktivität, vornehmlich zwischen April und Oktober auf. Der Erkrankungsgipfel fällt in die Monate Juni bis Juli, gelegentlich folgt ein kleinerer im Oktober. Gefährdet sind vor allem land- und forstwirtschaftliche Berufe, darüber hinaus jedoch auch Spaziergänger. Kinder pflegen nur selten zu erkranken. Das durchschnittliche Erkrankungsalter beträgt bei uns 37 Jahre.

Eingriffe des Menschen in die Natur wie der Übergang in Agrar- und Wiesenwirtschaft, die Ausdehnung der Besiedlung, beeinträchtigen die Lebensbedingungen der Viruswirte. Auf unterschiedliche Landschaftsstrukturen läßt sich die unterschiedliche Häufigkeit der CEE in Europa zurückführen. Die CEE wurde, wie erwähnt, in nahezu allen Ländern Europas beobachtet. Am häufigsten kommt sie offenbar in der Tschechoslowakei und in Österreich vor. Dort werden Jahr für Jahr mehrere hundert Fälle erfaßt.

C. Der Erreger und die Nachweisverfahren

Das CEE-Virus hat eine Größe von 25-30nm. Sein Kern besteht aus Ribonucleinsäure. Infolge einer lipidhaltigen Hülle ist es ätherempfindlich. Gemeinsam mit dem Gelbfieber- und dem West-Nil-Virus wird es zur Gruppe der Flavi-Viren gerechnet. In physiologischem Milieu ist es relativ stabil. Virussuspensionen büßen bei 37° in 3 Std. die Hälfte ihrer Infektiosität ein. Demgegenüber verliert es bei Temperaturen über 72°C, bei Austrocknung sowie unter dem Einfluß von Formalin, Betapropiolacton, Wasserstoffsuperoxyd und anderen chemischen Substanzen rasch seine Infektiosität.

Während des akuten Stadiums kann das CEE-Virus aus dem Blut und aus dem Liquor des Kranken isoliert werden. Hierzu werden Blut oder Liquor jungen Mäusen oder Säuglingsmäusen intrazerebral übertragen. Das Virus ruft bei dieser Applikation bei den Mäusen eine Enzephalitis hervor, die binnen 5 bis 12 Tagen zum Tode führt. Isolierte Erreger können mit Hilfe von CEE-Immunserum im Neutralisationsversuch auf Mäusen typisiert werden.

Zum Nachweis von Serumantikörpern gegen CEE-Virus eignen sich die Komplementbindungsreaktion, der Hämaglutinationshemmtest, der Neutralisationstest, der Immunofluoreszenztest und der Radioimmuntest.

E. Morphologische Befunde

Im Vordergrund der pathologisch-anatomischen Veränderungen stehen die am Zentralnervensystem. Ähnlich wie bei manchen anderen Virusinfektionen, zumal solchen mit Arboviren, entsprechen die Veränderungen am Gehirn dem einer knötchenförmigen Polioenzephalitis. Während die Veränderungen im Bereich der Rinde relativ gering ausgeprägt sein können, sind sie ausgeprägter im Mittelhirn, in der Brücke und dem verlängerten Mark. Neben den motorischen Hirnnervenkernen werden befallen die Substantia nigra, der Nucleus ruber und die Olive. Betroffen werden ferner das Zwischenhirn, das Corpus striatum und cinerium sowie die Kleinhirnrinde unter Bevorzugung der Purkinje-Zellen. Nekrosen im Bereich der motorischen Hirnnervenkerne und der Vorderhornsäule, besonders im Bereich des Halsmarks, ähneln sehr denen bei der Poliomyelitis. Die weichen Hirnhäute zeigen Rundzellinfiltrationen, zumal auch in der Umgebung der Gefäße. Die Veränderungen bei der Russischen Frühjahr-Sommer-Enzephalitis gleichen denen bei der CEE.

F. Klinisches Bild

1) Vorstadium:
   Die Inkubationszeit beträgt 7 - 14 Tage, in Ausnahmefällen 3 - 21 Tage. Ein Vorstadium von 2 - 4 Tagen Dauer ist gekennzeichnet durch uncharakteristische Beschwerden in Gestalt von Krankheitsgefühl, Kopf- oder Gliederschmerzen, katarrhalischen Erscheinungen der oberen Luftwege und leichten Magen-Darmbeschwerden. Die Temperatur kann leicht erhöht sein. Dieses Vorstadium entspricht der Virämie. Es wird bei etwa 60 % der Fälle beobachtet. Wegen seiner Geringfügigkeit wird es zuweilen nicht gewertet. Im Falle eines abortiven Verlaufs bleiben diese uncharakteristischen Erscheinungen die einzigen der Erkrankung (Abb. 2).

2) Stadium der Organmanifestation:
   Nach einem beschwerdefreien Intervall von 8 - 14 Tagen pflegt meist die 2. Phase der Erkrankung einzusetzen. Die Organmanifestation betrifft bei dieser Infektion in typischer Weise das Nervensystem und seine Hüllen. Nach den klinischen Erscheinungen lassen sich drei Formen unterscheiden, die Meningoenzephalitis in etwa 72 % der Fälle, die meningitische in etwa 23 % und die meningomyelitische in etwa 5 %.

   a) Meningitische Verlaufsform. Die meningitische Verlaufsform entspricht dem Syndrom der abakteriellen Meningitis, wie es von A. Walgren im Jahre 1925 erstmals beschrieben wurde. Das bei vielen anderen Virusinfektionen des Zentralnervensystems vorkommende Syndrom umfaßt Kopfschmerzen, gelegentlich auch Erbrechen. Nachzuweisen sind eine Nackensteifigkeit mit den übrigen meningealen Symptomen, Fieber bis 39°C sowie entzündliche Veränderungen im Liquor mit vorwiegender Vermehrung der Lymphozyten bis zu 5000/3 mm^3 und geringer bis mäßiger Eiweißvermehrung. Die akuten Erscheinungen pflegen in wenigen Tagen abzuklingen. Die entzündlichen Liquorveränderungen bilden sich im Verlauf weniger Wochen zurück. Während manche Kranke sich überraschend schnell erholen, leiden andere noch über Monate unter Kopfschmerzen und vegetativen Beschwerden.

b) Meningoenzephalitische Verlaufsform. Zu den Symptomen der Meningitis können solche von seiten des Gehirns hinzukommen. Psychische Auffälligkeiten wie Antriebsminderung, vermehrte Schlafneigung oder gar eine Bewußtseinstrübung weisen auf die Mitbeteiligung des Gehirns hin. Auch stärkere Bewußtseinsstörungen kommen vor. Seltener sind delirante Erscheinungen mit Sinnestäuschung. Darüber hinaus kann es zu neurologischen Ausfallserscheinungen mit Hirnnervenausfällen, Sprachstörungen, Zittern des Kopfes, Ruhe- und Intentionstremor sowie Gangataxie kommen. Auch Halbseitenlähmungen und hirnorganische Anfälle kommen vor. Störungen der lebenswichtigen Funktionen oder Komplikationen bei vorgeschädigtem Organismus können den Tod herbeiführen. Die Letalität beträgt in Europa 1 - 2 %. Meist bilden sich jedoch selbst schwere Erscheinungen in 1 bis 3 Wochen zurück. Psychische Defekte sind selten. Häufiger bestehen längere Zeit noch Kopfschmerzen, verminderte Leistungsfähigkeit und eine depressive Verstimmung.

c) Meningomyelitische Verlaufsformen. Neben den meningitischen Symptomen werden in einem Teil der Fälle schlaffe Lähmungen im Bereich des Schultergürtels und der proximalen Armmuskulatur beobachtet. Sie weisen auf einen Befall des Rückenmarks hin. Auch die motorischen Hirnnerven der Medulla oblongata können betroffen sein und das Bild einer Bulbärparalyse bewirken. Seltener werden auch die unteren Extremitäten von den Lähmungen betroffen. Sensibilitätsstörungen fehlen oder sind nur gering ausgeprägt. Pyramidenbahnsymptome werden zumeist vermißt. Diese meningomyelitische Verlaufsform der CEE kann der Poliomyelitis täuschend ähneln. Ihre sichere Unterscheidung gelingt allein mit Hilfe virologisch-serologischer Untersuchungen. Ein Teil der Lähmungen heilt ohne Folge aus. Es können jedoch atrophische Paresen besonders im Bereich des Schultergürtels als Defekt zurückbleiben. Hierin besteht eine weitere Gefahr dieser Erkrankung.

3) Therapie:
Eine spezifische Behandlung der bereits ausgebrochenen CEE ist bisher nicht möglich. Immunoglobulin von Rekonvaleszenten verspricht nur dann die Erkrankung zu verhindern oder zu mildern, wenn es frühzeitig nach der Infektion, spätestens jedoch vor Ausbruch der zweiten Krankheitsphase verabreicht wird. Dies ist jedoch gemeinhin lediglich bei Laboratoriumsinfektionen möglich. In den meisten Fällen muß sich die Behandlung auf symptomatische und pflegerische Maßnahmen beschränken. Die Kopfschmerzen lassen nicht selten bereits nach der Liquorentnahme nach. Bettruhe ist ratsam solange Fieber und eine meningeale Symptomatik bestehen. Bewußtlose Kranke bedürfen besonderer Überwachung. Im Falle lebensbedrohlicher Funktionsstörungen kommen intensivpflegerische Maßnahmen in Betracht. Gegen das Hirnödem empfehlen sich entwässernde Maßnahmen. Dagegen ist der Nutzen von Kortisongaben umstritten. Sie sollten nur in Fällen von bedrohlichem Hirnödem in Betracht gezogen werden. Gelähmte Gliedmaßen müssen frühzeitig aktiv und passiv bewegt werden, um die verbliebene Muskulatur zu trainieren, Muskelatrophien vorzubeugen und die Regeneration anzuregen.

4) Prophylaxe:
Zur aktiven Immunisierung steht in Österreich eine formalininaktivierte, über Gewebekulturen gewonnene Vaccine zur Verfügung. Sie bewirkt bei dreimaliger Anwendung einen guten Impfschutz. Wiederholungsimpfung sind in mehrjährigen Abständen ratsam. Die Impfung kommt in Betracht für die Bevölkerung und für Besucher bekannter Endemiegebiete mit hoher Infektionsrate. Ländliche Berufe, Waldarbeiter und Forstbeamte sind besonders gefährdet. Auch Laboratoriumspersonal, das mit dem infektiösen Virus arbeitet, sollte entsprechend geschützt werden. Vorübergehenden Schutz für die Dauer von einigen Wochen bietet die Verabreichung von Immunglobulin von Rekonvaleszenten. Vor Zeckenstichen schützt, wenn Sträucher, Büsche und Unterholz gemieden oder geeignete Schutzkleidung getragen wird, wie dies für Feldstudien empfehlenswert ist. Die Bekämpfung der Zecken und der kleinen Nagetiere in solchen Herden ist ebenfalls wirksam, kommt jedoch wegen des beträchtlichen Aufwandes kaum einmal in Betracht.

5) Differentialdiagnose:
Die Differentialdiagnose der CEE hat zunächst alle Virusarten zu berücksichtigen, die abakterielle Meningitiden hervorrufen. Die Jahreszeit, ein Aufenthalt in einem bekannten CEE-Endemiegebiet sowie ein vorausgegangener Zeckenstich können zur Abgrenzung beitragen. Leptospiren-Meningitiden pflegen mit einer erheblichen Blutsenkungsbeschleunigung einherzugehen. Die tuberkulöse Meningitis zeichnet sich durch niedrige Zucker- und Chloridwerte im Liquor und hohen Eiweißgehalt aus. Von chronischen Meningi-

tiden läßt sich die CEE durch ihren akuten Verlauf abgrenzen. Auch die durch Zecken übertragene Meningopolyneuritis Garin-Bujadoux-Bannwarth verläuft chronisch. Heftige Schmerzen gehen hierbei dieser asymmetrischen Polyneuritis voraus. Auch fehlen nennenswerte meningeale Symptome. Sichern läßt sich die Diagnose der CEE allein mit Hilfe virologisch-serologischer Verfahren.

II. Vorkommen der CEE in der Bundesrepublik Deutschland

A. Verbreitung von Serumantikörpern bei der Bevölkerung

Obwohl seit der ersten Entdeckung der CEE im Jahre 1948 in der Tschechoslowakei Jahr für Jahr zahlreiche Krankheitsfälle, vor allem in der Tschechoslowakei und in Österreich, dann aber auch in anderen europäischen Ländern, nachgewiesen wurden, war im Jahre 1960 noch nicht bekannt, ob diese Viruskrankheit auch bei uns vorkommt. Um diese Frage zu prüfen, unternahm der hiesige Arbeitskreis mit Unterstützung des Landes Nordrhein-Westfalen systematische serologische Erhebungen in der gesamten Bundesrepublik (Ackermann u.Mitarb., 1968). Nach der Infektion mit dem CEE-Virus sind bei den Betroffenen wahrscheinlich zeitlebens spezifische Serumantikörper nachzuweisen. Diese lassen auf die früher durchgemachte Infektion schließen. Der Nachweis derartiger Antikörper erlaubt somit Rückschlüsse auf die Häufigkeit und die geographische Verbreitung der Infektion.

In einem Neutralisationsverfahren mit HeLa-Zellkulturen wurden Serumproben auf neutralisierende Antikörper gegen CEE-Virus untersucht. Dabei diente der von dem tschechischen CEE-Virusstamm HYPR hervorgerufene zytopathische Effekt als Indikator für eine verbliebene Virusaktivität. Positive Seren wurden mit einem zweiten Neutralisationsverfahren überprüft. Dieses arbeitet im Gegensatz zu dem Gewebekulturverfahren mit konstanten Mengen unverdünnten Serums und abgestuften Viruskonzentrationen. Als Indikator für die Viruswirksamkeit dient der Tod der intrazerebral mit dem inkubierten Virusserumgemisch inokulierten Mäuse.

Auf diese Weise wurden 4998 Personen, vornehmlich ländlicher Wohnbezirke und Berufe, aus allen Teilen der Bundesrepublik Deutschland untersucht. 78 (1,56%) der Probanden besaßen neutralisierende Antikörper gegen das CEE-Virus. Die Antikörpertiter lagen zwischen 1:8 und 1:4096 bei der Untersuchung mit der Gewebekulturtechnik. Im Neutralisationsverfahren auf Mäusen betrugen die Indices zwischen 1,33 und 5,67 Log. Bei den männlichen Probanden betrug der Anteil an Antikörperträgern 1,6%, bei den weiblichen 1,5%. Dabei waren die Anti-

körperträger ungleich auf die Altersgruppen verteilt. Wie
häufig bei Zooanthroponosen stieg die Antikörperrate erst
im mittleren Lebensalter merklicher an und nahm dann weiter
zu (Tab. 1). Wie zu erwarten, wiesen gegenüber Zecken vermehrt ausgesetzte Berufe, nämlich solche der Land- und Forstwirtschaft die höchsten Durchseuchungsraten auf. Weniger
waren demgegenüber Handwerker, Arbeiter und andere nicht
landwirtschaftliche Berufe betroffen (Tab. 2).

In allen Gebieten der Bundesrepublik wurden Immunpersonen
ermittelt, allerdings verschieden häufig (Tab. 3). Die
höchsten Antikörperraten wurden in Bayern, Baden-Württemberg und Schleswig-Holstein mit 2,9, 1,9 und 2,0% gefunden.
In drei Kreisen wies die untersuchte Personengruppe sogar
noch höhere Durchseuchungsgrade auf, so im Kreis Grafenau
in Niederbayern unter 52 Probanden 5,7%, im Kreis Ebern in
Unterfranken unter 63 Personen 7,9% und in den Kreisen
Hechingen/Horb in Südwürttemberg-Hohenzollern unter 118
Prüflingen 7,6%.

Eingehende, meist persönliche Befragungen der Immunpersonen
ergaben, daß mindestens 26 ihren Heimatkreis nie oder allenfalls nur ganz kurzfristig verlassen hatten und somit mit
hoher Wahrscheinlichkeit die CEE-Virusinfektion dort erworben haben müssen. Personen mit solch offenbar autochthoner
Immunität wurden in allen Teilen der Bundesrepublik gefunden,
und zwar in folgenden Regierungsbezirken: Niederbayern, Oberfranken, Unterfranken, Nordwürttemberg, Südwürttemberg-Hohenzollern, Südbaden, Montabaur, Köln, Münster und Detmold
sowie im Lande Schleswig-Holstein.

22 von 69 Immunpersonen gaben auf Befragen an, daß sie in
früheren Jahren Erkrankungen durchgemacht hatten, die an
eine Meningitis oder Meningoenzephalitis denken ließen. Im
einzelnen wurde über akute fieberhafte Erkrankungen mit
heftigen Kopfschmerzen, Brechreiz, Nackensteifigkeit, Benommenheit oder Bewußtseinstrübung mit einer Dauer von
einer bis mehreren Wochen berichtet. Die Erkrankungen waren
überwiegend in den Monaten April bis September aufgetreten,
niemals während des Winters. Diese Angaben lassen mit einigem Vorbehalt daran denken, daß Infektionen mit CEE-Virus
mindestens schon zu Beginn des Jahrhunderts vorgekommen
sind und daß sie wenigstens bei einem Drittel der Betroffenen zu klinischen Erscheinungen geführt haben.

Im Gegensatz zu diesen Ergebnissen stehen mit dem Hämagglutinationshemmtest gewonnene von Müller und Klein (1968).
Diese Autoren vermittelten an Blutspendern den überraschenden Anteil von 30 % Antikörperträgern.

Vergleichbare serologische Erhebungen aus anderen europäischen Ländern, die ebenfalls mit dem Neutralisationstest oder auch mit dem Hämagglutinationshemmtest ausgeführt wurden, lieferten ähnliche Ergebnisse wie die hier vorgelegten. So fanden Salminen und Mitarbeiter (1961) auf den Aaland-Inseln eine Antikörperrate von 13 %, Kääiriäinen und Mitarbeiter (1961) in Ostfinnland eine solche von 1 %, derselbe Autor in einem noch größeren finnischen Kollektiv 0,42 %, Freundt (1963) auf der Insel Bornholm 1,4 %, bei der übrigen dänischen Bevölkerung 0 %. In CEE-Endemiebezirken der Tschechoslowakei und Österreichs wurden höhere Prozentsätze von Immunpersonen gefunden als bei den vorliegenden Untersuchungen, so bei Waldarbeitern Mittelböhmens 37,9 % (Libikova und Mitarb., 1954), im Bezirk von Ostrava 36,6 % (Nedyidek und Mitarb., 1962), bei Nemcimany in der Westslovakei 17,9 % (Libikova und Mitarb., 1960), bei Jarok in der Westslovakei 25,5 % (Gresikova und Mitarb., 1967), bei Neunkirchen in Österreich 14,0 % (Moritsch und Krausler, 1959). Noch höhere Werte mit 51 % (Levkovich, 1941) und 80 - 90 % (Levkovich, 1961) wurden aus Endemiegebieten Sibiriens mitgeteilt, aus anderen Endemiegebieten der Sowjetunion allerdings auch Werte von 30 %,(Lvov, 1959, Blinova, 1960).

Die deutliche Zunahme der Durchseuchung erst im mittleren Lebensalter wurde auch in Endemiegebieten der Slovakei beobachtet (Libikova, 1969). Auch die vermehrte Gefährdung von Personen, die sich häufiger im Wald aufhalten, entspricht den Erfahrungen anderer Untersucher.

Diese serologischen Erhebungen ließen darauf schließen, daß die CEE auch bei uns beheimatet ist und Endemiegebiete in der gesamten Bundesrepublik, vor allem jedoch in Süddeutschland bestehen. Bei gezielter Suche war zu erwarten, daß akute Krankheitsfälle und der Erreger selbst in den Naturherden nachgewiesen werden könnten. Daß bis dahin keine Erkrankung mit CEE-Virus entdeckt worden war, war mit der vergleichsweisen Unspezifität der klinischen Erscheinungen, dem mangelnden Einsatz ätiologischer Untersuchungsverfahren und womöglich einer geringeren Häufigkeit im Vergleich zu unseren östlichen und südöstlichen Nachbarländern zu klären.

B. Beobachtungen von Krankheitsfällen

Im Jahre 1965 beschrieben Stille und Bauke die erste Infektion mit CEE-Virus in der Bundesrepublik. Ein 40jähriger Bahnbeamter hatte einen kurzen Urlaub im Juli 1964 östlich von Passau in der Nähe der österreichischen Grenze verbracht. Eine Woche später erkrankte er zunächst für 6 Tage mit Müdigkeit, Kopfschmerzen und Fieber. Nach 3 Tagen Wohlbefinden kam es erneut zu ungewöhnlicher Müdigkeit, hohem Fieber und dann dem Bild einer abakteriellen Meningoenzephalitis mit

einer vornehmlich lymphozytären Liquorzellvermehrung von
298/3mm^3, weshalb er in die Medizinische Universitätsklinik
Frankfurt eingewiesen wurde. Die Krankheitserscheinungen
klangen in sechs Wochen ohne Folgen ab. Durch den Nachweis
eines signifikanten Titeranstiegs komplementbindender Serumantikörper gegen CEE-Virus ließ sich die Ätiologie der Erkrankung sichern.

Wir selbst (Ackermann und Mitarb., 1966) beobachteten im
Jahre 1965 einen 33jährigen Konditoreifahrer, der wegen
einer biphasisch verlaufenden abakteriellen Meningoenzephalitis in die Universitäts-Nervenklinik Köln eingewiesen
worden war. Der Kranke wirkte bewußtseinsgetrübt, gab eine
handschuhförmig begrenzte Hypästhesie an beiden Händen an,
bot eine mimische Fazialisparese rechts und hatte hohes
Fieber. Die Zellzahl im Liquor war auf 207/3/mm^3 erhöht,wo-
bei die Leukozyten überwogen. Die akuten Krankheitsersche-
nungen klangen innerhalb von 12 Tagen ab. Nach 5 Wochen
konnte der Patient aus der Klinik entlassen werden. Signi-
fikant ansteigende Titer neutralisierender Serumantikörper
bewiesen die Infektion mit dem CEE-Virus. Auf eingehendes
Befragen gab der Patient an, während seines Urlaubs in der
Nähe von Horb am Neckar drei Tage vor Krankheitsbeginn von
einer Zecke gebissen worden zu sein.

Diese beiden ersten Infektionen waren in Gebieten aufgetreten,
wo bei der serologischen Erhebung mit 5,7% und 7,6% die
höchsten Durchseuchungsraten gefunden wurden.

Klemm und Mitarb. berichteten im Jahre 1967 über vier
Kranke, die sich im Schwarzwald in der Umgebung von Freiburg mit CEE-Virus infiziert hatten. Bei einem Kranken kam
es zu einer schweren tödlich endenden Enzephalitis. Diese
Krankheitsfälle ließen sich aufgrund von Titeranstiegen
oder hohen Titern in der Komplementbindungsreaktion dem CEE-
Virus zuordnen.

Nach der Veröffentlichung der serologischen Erhebung und
dieser ersten in der Bundesrepublik erfaßten und dort auf-
getretenen CEE-Erkrankung wurden in der Folge nahezu jedes
Jahr einige weitere Fälle erfaßt, die sich z.T. in der Bundesrepublik, z.T. aber auch in benachbarten europäischen
Ländern infiziert hatten.

Wir selbst konnten in den Jahren 1964 - 1977 insgesamt
51 Fälle von CEE erfassen. Außer dem bereits erwähnten
beobachteten wir drei weitere in der hiesigen Klinik. Die
übrigen wurden in anderen Krankenhäusern der Bundesrepublik
behandelt und von uns mit Hilfe virologischer Untersuchungen
in ihrer Ätiologie bestimmt.

Zur serologischen Diagnose forderten wir den Nachweis neutralisierender und komplementbindender Serumantikörper, möglichst mit signifikanter Titerbewegung. Neutralisierende Antikörper konnten wir bei allen 51 Kranken, komplementbindende bei 48 Fällen nachweisen (während der ersten Jahre stand eine Komplementbindungsreaktion noch nicht zur Verfügung). In 16 Fällen fanden wir einen signifikanten Titeranstieg oder --abfall der neutralisierenden Antikörper. Bei 26 weiteren Kranken ermittelten wir hohe Titer zwischen 1:512 und 1:4096. Bei den restlichen neun mit neutralisierenden Antikörpertitern unter 1:512 wiesen drei Patienten KBR-Titer zwischen 1:32 und 1:128 auf, zwei KBR-Titer von 1:16 und niedriger, ein weiterer Kranker zeigte einen signifikanten Titerabfall der komplementbindenden Antikörper. Bei den drei Fällen, bei denen keine KBR durchgeführt wurde, stützten das klinische Bild und die Vorgeschichte die Annahme einer akuten CEE.

43 der Kranken waren männlichen, 8 weiblichen Geschlechts. Die Erkrankungen betrafen jedes Lebensalter, mit 19 Fällen am häufigsten das 4.Dezennium, mit zwei am seltensten das 1.Dezennium (Tab. 4). Die verschiedenen Manifestationsformen wurden in jedem Alter angetroffen und bevorzugten kein bestimmtes Alter.

Nach den Berichten der behandelten Krankenhäuser und den eigenen klinischen Beobachtungen handelte es sich bei 22 Kranken um eine Meningitis, bei 20 um eine Meningoenzephalitis, bei 8 um eine Meningomyelitis und bei 1 um eine Meningoenzephalomyelitis (Tab. 5). Zwei der Kranken mit Meningoenzephalitis starben. Von den 8 Kranken mit einer Meningomyelitis behielten 5 bleibende Lähmungen zurück.

Im Jahre 1966 beobachteten wir eine 37jährige Hausfrau, die auf der Heimreise von einem 14tägigen Urlaub in Kärnten/Österreich an Übelkeit, Brechreiz, dumpfen Hinterkopfschmerzen und Benommenheit erkrankt war. Nach vorübergehender Besserung kam es 3 Tage später zu Nackenschmerzen und "Muskelkater" in den Oberschenkeln, 4 Tage später zu einer Schwäche des rechten Beines. In den folgenden Tagen traten Fieber und Nackensteifigkeit hinzu. Bei der neurologischen Untersuchung der Klinik stellten wir schlaffe Lähmungen der rechten Armbeuger sowie der rechten und auch linken, vornehmlich proximalen Beinmuskulatur fest. Darüber hinaus war die Oberflächenempfindung am rechten Bein bis zur Oberschenkelmitte leicht gestört. Im Liquor bestand eine Zellvermehrung auf 180/3 mm^3 mit einem Anteil von 30 Lymphozyten und eine geringe Eiweißvermehrung auf 1,9 Kafka-Einheiten. Binnen 8 Tagen verschwand die Nackensteifigkeit. Unter krankengymnastischer Behandlung besserten sich die Lähmungen, so daß die Patientin nach 2 Monaten aus der Klinik entlassen werden konnte. Noch 2 1/2 Jahre später bestanden geringe atrophische Paresen der rechten Hüft- und Kniebeuger.

Das klinische Bild mit der akuten entzündlichen Vorderhornsymptomatik hatte zunächst an eine Poliomyelitis denken lassen. Die Patientin gab an, sich während ihres Urlaubs nicht im Wald aufgehalten zu haben und sich nicht an einen Zeckenbiß erinnern zu können. Neutralisierende Serumantikörper gegen CEE-Virus zeigten jedoch zwischen dem 6. und 30. Krankheitstag einen signifikanten Titeranstieg von 1:256 auf 1:2048, die komplementbindenden von 1:10 auf 1:40. Das Besondere dieses Krankheitsverlaufs besteht in der Ähnlichkeit der klinischen Erscheinungen zur Poliomyelitis.

Im Juli 1971 beobachteten wir einen 48jährigen Bauamtmann, der während eines Urlaubs in der Nähe von Wien mit Muskelschmerzen und starker Abgeschlagenheit erkrankt war. Nach dreiwöchigem Wohlbefinden kam es zu hohem Fieber, heftigen Kopfschmerzen und Erbrechen. In der Klinik stellten wir neben einem reduzierten Allgemeinzustand eine Nackensteifigkeit und in psychischer Hinsicht eine deutliche Antriebsminderung, rasche Ermüdbarkeit und vermehrte Schlafneigung fest. Im Liquor war die Zellzahl auf $177/3\ mm^3$, vornehmlich Lymphozyten, erhöht, das Gesamteiweiß auf 1,8 Kafka-Einheiten. Die akuten Krankheitserscheinungen besserten sich im Verlauf von zwei Wochen. Nach fünfwöchiger klinischer Behandlung konnte der Kranke mit geringen vegetativen Restbeschwerden, jedoch in psychischer Hinsicht unauffällig, entlassen werden. Bei der serologischen Untersuchung wurde ein signifikanter Titeranstieg der neutralisierenden Serumantikörper von 1:1024 auf 1:8192 und der komplementbindenden Antikörper von 1:32 auf 1:128 ermittelt. Der Kranke hatte sich zuvor ausgiebig im Wald aufgehalten, konnte sich jedoch an einen Zeckenbiß nicht erinnern.

Die 67jährige Ehefrau des Patienten hatte in der gleichen Zeit einen fieberhaften Infekt durchgemacht; auch bei ihr konnten wir im Serum neutralisierende und komplementbindende Antikörper gegen CEE-Virus mit Titern von 1:256 und 1:32 nachweisen, so daß eine gleichzeitige Infektion mit dem gleichen Virus wahrscheinlich ist.

Die 51 Krankheitsfälle traten während der Monate April bis September auf, die meisten zwischen Juni und September. An einen vorausgegangenen Zeckenbiß konnten sich 30 erinnern.

Von den 51 Kranken hatten sich 14 im europäischen Ausland infiziert, und zwar 12 in Österreich, einer in Jugoslawien und einer in Finnland. 35 Kranke hatten sich die Infektion in der Bundesrepublik zugezogen, nahezu ausnahmslos in Süddeutschland (Tab.6). Dabei waren 20 Infektionen in Bayern, 13 in Baden-Württemberg, eine in Rheinland-Pfalz und lediglich eine in Norddeutschland im Regierungsbezirk Minden-Lübbecke aufgetreten. In Bayern wurden die meisten Fälle im Landkreis Passau erfaßt, in Baden-Württemberg im Kreis Freudenstadt. In diesen beiden Endemiegebieten waren auch die beiden ersten Fälle in der Bundesrepublik beobachtet worden. In zwei Fällen blieb der Infektionsort ungeklärt.

Holzer (1976) berichtete aus einem Zeitraum von 11 Jahren über zehn serologisch gesicherte Fälle, die sich in Südbayern infiziert hatten. Von diesen sind sechs in der obigen Sammlung bereits erwähnt. Elektromyographische Untersuchungen ließen bei drei Kranken auch ohne klinisch faßbare Lähmungen Störungen im peripheren motorischen Neuron erkennen. Aufgrund einzelner Krankheitsfälle im näheren Umkreis von München in den letzten Jahren vermutet der Autor ein Vordringen der Erkrankung nach Westen.

Die in der Bundesrepublik beobachteten Krankheitsbilder der CEE entsprechen den aus anderen europäischen Ländern, insbesondere den aus der Tschechoslowakei und Österreich mitgeteilten (Hanzal u.Henner, 1954, Grinschgl, 1955). Hinweise für eine andere Pathogenität des CEE-Virus in der Bundesrepublik ließen sich zumindestens bisher nicht gewinnen.

In einer großen Übersicht aus neuerer Zeit wertete Dunievicz (1976) 742 CEE-Fälle aus den Jahren 1969 bis 1973 aus. Die meisten Erkrankungen betrafen das 4.Lebensjahrzehnt. In 55% der Fälle kam es zu einem zweiphasischen Verlauf. Am häufigsten wurde die meningoenzephalitische Verlaufsform beobachtet. Die Letalität der Erkrankung betrug 0,8%. Paresen einschließlich solcher der Hirnnerven, z.T. mit Residuen, beobachtete der Autor bei 11 % seiner Fälle. Zwei Drittel der Kranken konnten sich an einen vorausgegangenen Zeckenstich erinnern. Die meisten dieser in Böhmen und Mähren beobachteten Krankheitsfälle ereigneten sich gleichfalls in den Monaten Juni bis September.

Demgegenüber geben Kunz und Radda (1976) die Letalität der CEE in Europa mit etwa 2 % an. Ihrer Ansicht nach werden schwerere Verlaufsformen nach dem 60. Lebensjahr häufiger gesehen. Der Anteil der Fälle mit Lähmungen liegt nach Ansicht dieser Untersucher zwischen 4 und 20 %.

C. Nachweis des CEE-Virus bei Ixodes ricinus [+)]

Alle bisherigen Feststellungen, daß die CEE auch in der Bundesrepublik Deutschland beheimatet ist, gründeten sich auf den Nachweis der verschiedenen, vom Erreger beim Menschen hervorgerufenen, spezifischen Serumantikörper, deren Dynamik im Verlauf der akuten Infektion, die klinischen Erscheinungsformen und die epidemiologischen Bedingungen. Der Erreger selbst war jedoch bis zum Jahre 1974 bei uns noch nie isoliert worden. Daher lag es nahe, nun auch den Erreger dieser wichtigen Viruskrankheit des Nervensystems selbst nachzuweisen. Die Virusisolierung vom Menschen gelingt bei Beginn der Erkrankung am Nervensystem oft nicht mehr, auch wird in diesem Stadium meist noch nicht an eine solche Ätiologie gedacht. Einfacher ist es, das Virus aus dem Krankheitsüberträger, der Zecke, zu isolieren. Ein solches Vorhaben erscheint umso aussichtsreicher, je genauer der Naturherd und dort zumal der Platz bekannt ist, an dem sich ein Kranker mit CEE infiziert hat.

In einem jüngsten vom Ministerium für Wissenschaft und Forschung des Landes Nordrhein-Westfalen geförderten Programm unternahmen wir deshalb Isolierungsversuche aus Zecken von Infektionsplätzen des Menschen in Endemiegebieten Baden-Württembergs und Bayerns.

Das epidemiologische Erscheinungsbild dieser Zooanthroponose wird in erster Linie von der Verbreitung und der Aktivität ihrer Naturherde bestimmt. Durch möglichst lückenlose Erfassung der Krankheitsfälle und ihrer Infektionsplätze sowie das Studium der maßgeblichen Mitglieder des Viruswirtszyklus, insbesondere der Vektoren, läßt sich die epidemiologische Kenntnis am besten erweitern und die Notwendigkeit vorbeugender Maßnahmen abschätzen. Erfolgreiche Isolierungsversuche aus Zecken wurden wiederholt in der Tschechoslowakei, in Österreich und in der DDR, in neuerer Zeit auch in benachbarten Gebieten der Schweiz und im nahegelegenen Elsaß durchgeführt (Hannoun und Mitarb., 1971, Wyler und Mitarb., 1973, Radda und Mitarb., 1974). Der hierbei ermittelte unterschiedliche Virusbefall kann durch biologische Faktoren bedingt aber auch durch das methodische Vorgehen vorgetäuscht sein.

[+)] Bei den Untersuchungen halfen mit Herr Dr.B.Abar, Herr Dr.H.-G.Gärtner, Herr cand.med.T.Heucke, Frau B.Ollig, Frau B.Prinz, Herr Dr.P.Rosen, Frl.B.Schmitz, Herr Dr.Ollig.

1) Material und Methoden

Über die Methode des Zeckenfanges und der Virusisolierung sowie über die Zusammensetzung der verwendeten Pufferlösung wurde an anderer Stelle berichtet (Rhese-Küpper und Mitarb., 1973). Die für die Versuche benutzten Mäuse des Stammes NMRI/Han. entnahmen wir der eigenen Zucht. Das Neutralisationsverfahren auf Mäusen wurde ebenfalls bereits beschrieben (Ackermann und Mitarb., 1968). Abweichend von diesem Vorgehen wurden 3 - 4 Tage alte Säuglingsmäuse verwendet. Als Testserum für die Virusidentifizierung diente menschliches Rekonvaleszentenserum aus einer Laborinfektion mit dem CEE-Virusstamm Graz. Zur Kontrolle wurde in jedem Versuchsansatz neben der Virustitration ein negatives menschliches Serum mitgeführt.

2) Ergebnisse

In den Jahren 1974, 1975 und 1976 wurden in den Monaten Mai und Juni in neun verschiedenen Gebieten Baden-Württembergs und Bayerns Zecken der Art Ixodes ricinus (L.) gesammelt. Die Plätze waren nach den Angaben von Kranken mit serologisch gesicherter CEE ausgewählt worden, die sich hatten erinnern können in welchem Gebiet sie sich vor Beginn ihrer Krankheit einen Zeckenbiß zugezogen hatten.

Das erste Fanggebiet befand sich im Neckartal 10 km östlich von Horb, Kreis Freudenstadt, dort wo das Flüschen Eyach in den Neckar mündet. Ein Fangbezirk betraf hier die südliche Neckartalseite von der Eyach-Mündung an 2 km in Richtung Osten in unmittelbarer Nachbarschaft des Bahnhofs Eyach. Hier überwiegt Nadelwald. Gefangen wurde an den mit Gräsern, Kräutern und Sträuchern bewachsenen Weg- und Straßenrändern. Der andere Fangbezirk erstreckte sich von der Mündung der Eyach flußaufwärts bis zum Dorf Mühringen. Die Talhänge sind mit Nadel- und Mischwald bestanden. Zecken wurden entlang der zahlreichen von Gräsern und Kräutern gesäumten Wege gefangen.

Der Fangbezirk im Fanggebiet Obernzell, Kreis Passau, Regierungsbezirk Niederbayern, lag in einem Mischwald 1 km östlich der Ortschaft. Er umfaßte 1 km^2. Hier wurden Zecken an den Wegrändern und im Wald gefangen.

Im Fanggebiet Jochenstein, Kreis Passau, Regierungsbezirk Niederbayern, lag der Fangbezirk 1 km nordwestlich der Ortschaft. Er umfaßte ca. 1 km^2 Mischwald mit Gebüsch, wo an Wegrändern und im Gebüsch gefangen wurde.

Der Fangbezirk im Fanggebiet Karlsruhe, Baden-Württemberg, lag hier im Stadtwald unmittelbar nordwestlich vom Schloßgarten. Er umfaßt 0,5 km^2 Mischwald mit kargem Bodenbewuchs und demzufolge geringen Fangmöglichkeiten.

Das Fanggebiet Pfaffenhofen lag nördlich dieser Kreisstadt in Oberbayern. Der Fangbezirk Reichertshofen befand sich 1,5 km nordöstlich dieser Ortschaft und umfaßte 0,5 km^2 mit einem zwischen Feldern und Wiesen gelegenen Kiefernwald. Dort wurde an den kargen Wegrändern gefangen. Der Fangbezirk Agelsberg lag 1,5 km südwestlich der Ortschaft. Er umfaßte 0,75 km^2 eines zwischen Feldern und Wiesen gelegenen kleinen Mischwaldes. Hier wurde an Wald- und Wegrändern gefangen. Der Fangbezirk Starkertshofen lag 1 - 1,5 km nördlich der Ortschaft mit einer Fläche von 0,5 km^2. Kleine Kieferwäldchen lagen zerstreut zwischen Spargel-, Mais-, Hopfen- und Getreidefeldern. Gefangen wurde an Wald- und Wegrändern, die mit Gräsern und Kräutern bewachsen waren. Fangbezirk Deimhausen bestand aus 2 km^2 Weg- und Waldrändern eines nördlich der Ortschaft gelegenen, vornehmlich aus Kiefern bestehenden zusammenhängenden Waldgebietes. Der Fangbezirk Steinerskirchen lag vornehmlich in westlicher und nordwestlicher Richtung 1 km von der Ortschaft entfernt. Er umfaßte 4 km^2 eines Kiefernwaldes, der in kleineren Beständen zwischen Hopfen- und Getreidefeldern sowie Wiesen verstreut liegt.

Im Fanggebiet Burghausen, Kreis Altötting, Oberbayern, befand sich der Fangbezirk südlich von Raitenhaslach in einer "Gries" genannten Flußschleife der Salzach. Der 20 m breite nördliche Uferstreifen war mit Gras und Sträuchern bewachsen.

Im Fanggebiet Mönchberg, Kreis Miltenberg, Unterfranken, lag der Fangbezirk auf einem südöstlich des Ortes gelegenen mit Gras und Sträuchern bewachsenen Picknickplatz.

Der Fangbezirk im Fanggebiet Scherleinsöd, Kreis Passau, Niederbayern, umfaßte ein 200 m^2 großes, auf halbem Wege nach Untergriesbach an einem Nordwesthang gelegenes Waldstück mit Mischwald, Gras, Farn und Heidelbeersträuchern.

Im Fanggebiet Winzer, Kreis Deggendorf, Niederbayern, lag der Fangbezirk in einem Dreieck zwischen Hengersberg, Schwanenkirchen und Winzer. Das 2 km^2 große Waldgelände bestand aus Mischwald mit Gras sowie Brombeer- und Heidelbeersträuchern.

In diesen neun Gebieten wurden insgesamt 17 839 Zecken gesammelt. Es gelang, hieraus 23 Virusstämme zu isolieren. 19 erwiesen sich als CEE-Virus.

Bei den Isolierungsversuchen mit drei Tage alten Säuglingsmäusen zeigten sich die ersten Krankheitszeichen regelmäßig zwischen dem 3. und 5.Tag nach der Inokulation. Im Verlauf der folgenden drei Viruspassagen verkürzte sich die Inkubationszeit in der Regel um ein bis zwei Tage. Bereits von der ersten Passage an betrug die Letalität mit allen Virusstämmen 100 %. Nach vier Säuglingsmausgehirnpassagen lagen die Virustiter in Säuglingsmäusen zwischen $10^{8,4}$ und $10^{9,5}$ LD50/0,02 ml.

Die Typisierung der Isolate erfolgte mit Hilfe des Neutralisationsversuches in Säuglingsmäusen. Dabei ließen sich alle 19 hierauf verdächtigen Isolate als CEE-Virusstämme identifizieren. Bezogen auf den jeweiligen Virustiter betrugen die Neutralisationsindices zwischen 3,1 und 4,6 (Tab. 7).

Das Fanggut umfaßte 13 925 Nymphen und 3114 Imagines. Die Zahl der in einem Versuch gemeinsam untersuchten Nymphen betrug 25 bis 50, die der Imagines 10 bis 17. Neun CEE-Virusstämme wurden aus Nymphen, zehn aus Imagines isoliert. Bei den Isolierungsversuchen mit erwachsenen Zecken stammte ein Virusstamm von männlichen, vier von weiblichen Zecken. Fünf Virusstämme wurden aus Versuchen mit gemischten Imagines isoliert.

Somit konnte aus fünf der neun Fanggebiete CEE-Virus isoliert werden. Tab. 8 und Abb. 2 geben einen Überblick über das Fanggut und den Virusnachweis in den verschiedenen Fanggebieten und -bezirken.

3) Besprechung der Ergebnisse

Die vorliegenden Befunde stellen die erste Isolierung des CEE-Virus selbst in der Bundesrepublik dar. In fünf Gebieten, in denen Kranke sich infiziert hatten, gelang es, aus Zecken der Art Ixodes ricinus CEE-Virus zu isolieren, insgesamt 19 Stämme. Der Nachweis von Antikörper bei der Bevölkerung und die Erfassung klinisch manifester Infektionsverläufe hatten bereits gezeigt, daß diese wichtigste europäische Arboviruskrankheit in fast allen Gebieten der Bundesrepublik vorkommt. Der eindeutige Nachweis des CEE-Virus in fünf voneinander entfernt gelegenen Gebieten Süddeutschlands bestätigt das Vorhandensein dieses Erregers in unserem Staatswesen.

Das Verhalten der Säuglingsmäuse in den Isolierungsversuchen mit der kurzen Inkubationszeit, der gleichmäßigen Krankheitsentwicklung bei den Tieren jedes Wurfes sowie die hohe Pathogenität und Letalität des isolierten Agentien wiesen bereits in der ersten Passage auf das CEE-Virus hin. Die Ergebnisse der Neutralisationsversuche bestätigten diese Annahme. Alle 19 hierauf verdächtigen Isolate ließen sich durch CEE-Immunserum mit hohen Indices zwischen 3,1 und 4,6 spezifisch neutralisieren.

In den Gebieten mit Virusnachweis war bei insgesamt 14 692 Zecken ein Anteil von 1,29 ^{o}/oo von CEE-Virus befallen. Eine mit 1 ^{o}/oo ähnliche durchschnittliche Durchseuchung hatten Radda und Mitarb. (1963) in einem Naturherd Niederösterreichs bei der Untersuchung von 26 504 Zecken festgestellt. Dies dürfte der durchschnittlichen Durchseuchung von Ixodes ricinus in europäischen Endemiegebieten nahekommen. Die zahlreichen entsprechenden Berichte aus dem Schrifttum betreffen meist kleinere Zeckenzahlen und sind deshalb noch schwerer zu vergleichen. Ein durchschnittlicher Virusbefall der Zecken um 1 ^{o}/oo erklärt die vergleichsweise mäßige Durchseuchung der Bevölkerung selbst in den Endemiegebieten und ihre nur allmähliche Zunahme im Verlaufe des Lebens. Daß unter diesen Umständen auch in den Seuchengebieten die Mehrzahl der Zeckenstiche folgenlos bleibt, läßt sich hiermit leicht erklären. Allerdings ist zu bedenken, daß der Virusbefall der Zecken in Abhängigkeit von den ökologischen Bedingungen ständig wechselt und damit auch die Gefährdung des Menschen schwankt. Die aus Sibirien mitgeteilten besonders hohen Durchseuchungsraten lassen sich außer durch eine starke Exposition der Bevölkerung nur mit einem starken Befall der Zecken mit Virus erklären. Schwankungen des Virusbefalls von Jahr zu Jahr beobachteten Kolman und Husová (1971). Diese Autoren untersuchten in Böhmen in den Jahren 1967, 1968 und 1969 systematisch ein bestimmtes Areal. Dabei konnten sie trotz jeweils rund 2000 gesammelten Zecken lediglich in den beiden ersten Jahren CEE-Virus isolieren. In Anbetracht der geringen Befallsrate sind selbst diese Zeckenkollektive noch klein, so daß Schlußfolgerungen mit Vorbehalt zu betrachten sind.

Erwachsene Zecken erwiesen sich als häufiger mit Virus befallen als Nymphen. Von den 2738 Imagines aus den Gebieten mit Virusbefall waren 3,6 ^{o}/oo verseucht, von den 11 954 Nymphen lediglich 0,76 ^{o}/oo. Ähnlich hatten Gresikova und Mitarb. (1968) unter 2190 Imagines einen Anteil von 5,4 ^{o}/oo, bei 3645 Nymphen einen solchen von 2,7 ^{o}/oo Virusträger ermittelt. Ein häufigerer Virusbefall der erwachsenen Zecken läßt sich leicht auf deren ausgiebigere Exposition gegenüber virämischen Wirten zurückführen. Danach ginge von erwachsenen Zecken, die die menschliche Haut am leichtesten zu durchdringen vermögen, eine größere Gefährdung aus als von Nymphen.

Mit den vorliegenden Untersuchungen gelang es demnach, CEE-Virus aus Zecken in fünf von neun, zumeist weit voneinander getrennt gelegenen, Gebieten Süddeutschlands zu isolieren. In Übereinstimmung mit den serologischen Erhebungen und den klinischen Beobachtungen lassen auch diese Ergebnisse auf eine weite Verbreitung von Naturherden schließen. Die Vermutung liegt nahe, daß hiermit erst ein kleiner Teil sämtlicher Naturherde nachgewiesen ist.

III. Zusammenfassung

Die Zentraleuropäische Enzephalitis stellt nach bisheriger Kenntnis die wichtigste durch Arthropoden übertragene Viruskrankheit Europas dar. Der Erreger, ein Virus, befällt vorzugsweise das Nervensystem, wo er Meningitiden, Meningoenzephalitiden und Meningomyelitiden hervorruft. Die Sterblichkeit beträgt 1 - 2 %. Bei einem Befall des Rückenmarks bleiben nicht selten Lähmungen zurück. Das ätherempfindliche Virus besitzt eine Lipidhülle. Sein Kern besteht aus Ribonukleinsäure. Das Virus ist verwandt mit dem der Russischen Frühsommer-Meningoenzephalitis, der Japanischen Enzephalitis und des Gelbfiebers. Von Zecken der in Europa weitverbreiteten Art Ixodes ricinus vornehmlich übertragen, unterhält es einen Zyklus über kleine Nagetiere und Insektivoren. Der Mensch wird durch den Stich virustragender Zecken in den Naturherden dieser Zooanthroponose infiziert.

Die im Jahre 1948 in Europa entdeckte, mittlerweile in fast allen Ländern unseres Kontinents beobachtete, Krankheit tritt Jahr für Jahr in der warmen Jahreszeit endemisch in Erscheinung, in der Tschechoslowakei und in Österreich mit mehreren hundert Fällen.

Die Untersuchung von 4992 Personen aus allen Teilen der Bundesrepublik Deutschlands auf neutralisierende Serumantikörper ergab, daß sich 1,56 % der in ländlichen Wohngebieten lebenden Probanden mit dem CEE-Virus auseinandergesetzt haben mußten. Antikörperträger wurden in allen Teilen der Bundesrepublik erfaßt. Ihre Befragung ergab, daß etwa jeder Dritte die Infektion mit Wahrscheinlichkeit in seinem Heimatkreis erworben hatte. Aufgrund dessen sind Endemiegebiete in Niederbayern, Oberfranken, Unterfranken, Nordwürttemberg, Südwürttemberg, Hohenzollern, Südbaden, Montabaur, Köln, Münster und Detmold sowie im Lande Schleswig-Holstein zu vermuten. Die Durchseuchung stieg bei den Prüflingen mit zunehmendem Alter, merklich jedoch erst mit dem 4.Lebensjahrzehnt an. In der Land- und Forstwirtschaft Beschäftigte wiesen 2,1 und 3,3 % die höchste Durchseuchungsrate auf. Besonders hohe Antikörperraten wurden in drei Kreisen festgestellt und zwar in Grafenau in Niederbayern (5,7%), im Kreis

Ebern in Unterfranken (7,9%) und in den Kreisen Hechingen-Horb in Südwürttemberg-Hohenzollern (7,6%).

In Übereinstimmung mit diesen serologischen Befunden wurden Mitte der sechziger Jahre die ersten klinisch-manifesten CEE-Krankheitsfälle - Meningoenzephalitiden und Meningitiden - beobachtet, die sich in der Bundesrepublik infiziert hatten, und zwar östlich von Passau, in der Nähe von Horb am Neckar sowie im Schwarzwald in der Nachbarschaft von Freiburg. Inzwischen konnten wir bis zum Jahre 1977 51 CEE-Krankheitsfälle aufgrund serologischer Befunde bestätigen. Davon verliefen 22 als Meningitis, 20 als Meningoenzephalitis, 8 als Meningomyelitis und 1 als Meningoenzephalomyelitis. Zwei Patienten starben, fünf behielten Lähmungen zurück. Mit 43 Fällen überwog das männliche Geschlecht bei weitem. Die Erkrankungen betrafen alle Altersklassen, am häufigsten das 4. Lebensjahrzehnt. Sie traten zwischen April und September auf. 30 Kranke konnten sich an einen vorausgegangenen Zeckenbiß erinnern. Von den 51 Kranken hatten sich 35 die Infektion in der Bundesrepublik zugezogen und zwar 13 in Baden-Württemberg, 20 in Bayern, einer in Rheinland-Pfalz und einer in Nordrhein-Westfalen. 14 Kranke hatten sich im europäischen Ausland, meistens in Österreich, infiziert. Bei zwei Kranken blieb der Infektionsort unbekannt.

Um den Erreger dieser Krankheit selbst zu erfassen, wurden in den Jahren 1972 - 75 in neun Gebieten Baden-Württembergs und Bayerns, in denen sich Kranke mit CEE-Virus infiziert hatten, 17 039 Zecken der Art Ixodes ricinus, 13 925 Nymphen und 3114 Imagines, gefangen und in Isolierungsversuchen mit Säuglingsmäusen untersucht. Es gelang, Virusstämme mit charakteristischer Pathogenität zu isolieren und im Neutralisationsversuch als CEE-Viren zu identifizieren. Der Virusnachweis gelang in fünf der neun untersuchten Gebiete. Bezogen auf sämtliche dort gesammelten 14 692 Zecken betrug die Durchseuchung 1,29 $^0/_{00}$, die der 11 954 Nymphen 0,76 $/_{00}$, der 2738 Imagines 3,6 $/_{00}$. Der Virusnachweis an fünf zumeist weit voneinander entfernt gelegenen Infektionsplätzen beweist das Vorhandensein aktiver CEE-Naturherde in Süddeutschland. Er bestätigt zugleich das aus den Antikörperbefunden und den klinischen Beobachtungen gefolgerte endemische Vorkommen der CEE in der Bundesrepublik.

Die Ergebnisse der vorliegenden klinischen, epidemiologischen und virologischen Untersuchungen lassen keinen Zweifel, daß die CEE in vielen Gebieten der Bundesrepublik endemisch vorkommt und gleichartige Krankheitsbilder wie in anderen Teilen Europas hervorruft. Die langjährigen systematischen Erhebungen lassen die medizinische Bedeutung dieser Virusinfektion des Nervensystems für uns erkennen und geben einen Überblick über die epidemiologische Situation in der Bundesrepublik.

Zur Vertiefung unserer Kenntnis über diese Zooanthroponose ist es notwendig, alle Fälle von CEE möglichst lückenlos zu erfassen und weitere Endemiebezirke zu ermitteln. Hiernach ließe sich über die Notwendigkeit prophylaktischer Maßnahmen auch bei uns entscheiden.

Literaturverzeichnis

1. Ackermann, R.: Zentraleuropäische Enzephalitis. Med.Klinik 65, (1970), 147-152

2. Ackermann, R., B.Rehse-Küpper, R.Löser, W.Scheid: Neutralisierende Serumantikörper gegen das Virus der Zentraleuropäischen Enzephalitis bei der ländlichen Bevölkerung der Bundesrepublik Deutschland. Dtsch.med.Wschr. 93 (1968), 1747-1754

3. Ackermann, R., B.Rehse-Küpper, R.Löser, W.Scheid: Über die Verbreitung der Zentraleuropäischen Enzephalitis in der Bundesrepublik Deutschland. Sonderdruck aus Jahrbuch 1968, 11-30, Westdeutscher Verlag, Köln und Opladen

4. Ackermann, R., W.Scheid, B.Küpper: Infektion mit dem Virus der Zentraleuropäischen Enzephalitis in Südwestdeutschland. Dtsch. med.Wschr. 91 (1966), 1141-1144

5. Blinova, M.I.: Detection of specific antibody in sera of convalescent and healthy persons in the Tomsk tick-borne encephalitis focus (russisch). Vop.virus 6 (1960), 525-527

6. Blumenthal, W., R.Ackermann, A.Schottky: Zentraleuropäische Enzephalitis unter dem Bild einer lumbalen Poliomyelitis. Med.Klinik 65 (1970), 153-156

7. Duniewicz, M.: Klinisches Bild der Zentraleuropäischen Zeckenencephalitis. Münch.med.Wschr. 118 (1976), 1609-1612

8. Freundt, E.A.: The western boundary of endemic tick-borne meningoencephalitis in Southern Scandinavia. Acta path.microbiol. scand. 57 (1963), 87-103

9. Grešíková, M., O.Kožuch, E.Molnár: Human infection with tick-borne encephalitis virus in Tribec region. Bull.Wld.Hlth.Org. 36, Suppl.1 (1967), 81-84

10. Grešíková, M., O.Kožuch, J.Nosek: Die Rolle von Ixodes ricinus als Vektor des Zeckenenzephalitisvirus in verschiedenen mitteleuropäischen Naturherden. Zbl.Bakt., I.Orig., 207 (1968), 423-429

11. Grinschgl, G.: Virus-Meningo-Encephalitis in Austria. 2. Clinical Features, Pathology and Diagnosis. Bull.Wld.Hlth.Org. 12 (1955), 535

12. Hannoun, C.J./Chatelain, S.Krams, J.Guillon: Isolement en Alsace du virus de l'encéphalite à tiques (Arbovirus, Group B). C.R.Acad.Sci. (D), (Paris), 272 (1971), 766-768

13. Hanzal, F., K.Henner: Czechoslovakian encephalitis. Clinical and morphological picture, diagnosis, treatment (tschechisch). Československá klíšťová encefalitis, Red.K.Raška, Státní zdravotnické nakladatelství, Praha (1954), 3-21

14. Holzer, E.: Zum Vordringen der Zentraleuropäischen Enzephalitis in Südbayern. Münch.med.Wschr. 118 (1976), 1613-1614

15. Kääriäinen, L.: Incidence of antibodies against viruses of the tick-borne encephalitis group among the rural population in Fin. land. Ann.Med.exp.Fenn. 43 (1965), 143-148

16. Kääriäinen, L., E.Hirvonen, N.Oker-Blom: Geographical distribution of diphasic tick-borne encephalitis in Finland. Ann.Med.exp.Fenn. 39 (1961), 316-328

17. Klemm, D., H.Berthold, J.Müller: Endemisches Vorkommen der Frühsommer-Meningoenzephalitis in Südbaden. Dtsch.med.Wschr. 92 (1967), 756-759

18. Kolman, J., M.Husová:Virus-carrying ticks Ixodes ricinus in the mixed natural focus of the Central European tick-borne encephalitis virus (CETE) and Uukuniemi virus (UK). Folia parasitol. 18 (1971), 329-335

19. Kunz, Ch., A.Radda: Klinisch-Epidemiologische Bedeutung der Arboviren in Zentraleuropa. Med.Klin.71 (1976), 2195-2202

20. Levkovich, E.N., A.V.Gutzevich: Experimental investigation of mosquitoes (Aedes) as vectors of the virus of spring-summer (tick-borne) encephalitis (russisch). Trav.Acad.Milit.Med. Kiroff Armée Rouge 25 (1941), 58-64

21. Levkovich, J.N.: A survey of the dynamics of the virus of tick-borne encephalitis on the basis of serological investigations. J.Hyg.Epidem.(Praha) 5 (1961), 8o

22. Libíková, H.: Virus der Zeckenencephalitis. Verlag der Slowakischen Akademie der Wissenschaften, Bratislava 1969

23. Libíková, H., D.Blaškovič, J.Vilček, J.Reháček, M.Grešíková, O.Mačička, E.Ernek, V.Mayer: Incidence of antibodies against tick-borne encephalitis virus in man and domestic animals in a small village in a natural focus of infection. J.Hyg.Epidem. (Praha) 4 (1960), 427

24. Libíková, H., E.Kmety, L.Dubay: Die serologische Kontrolle der Verseuchung der Bewohner von Rožňava und Umgebung mit neurotropen Viren, Leptospiren und Untersuchung mit der Weil-Felix Reaktion (slowakisch). Epidemia encefalitídy v rožňavskom prírodnom ohnisku nákaz. Red.D.Blaškovič, Slovak Acad.Sci., Bratislava, pp.(1954), 197-2o3

25. Lvov, D.K.: Immunological population study within a reservoir of tick-borne encephalitis in a piedmont forest area of the Krasnoyarsk region (russisch). Med.Parazit. i parazit.bolezni 2 (1959), 143

26. Moritsch, H., J.Krausler: Serologische Untersuchungen zur Epidemiologie der Frühsommer-Meningoencephalitis. Zbl.Bakt.I. Abt.Orig. 176 (1959), 377-384

27. Müller, W., G.Klein: Hämagglutinationshemmende Antikörper gegen das Virus der Zecken übertragenen Frühsommer-Meningo-Encephalitis (FSME-Virus) in der gesunden Bevölkerung Unterfrankens. Dt.Z.Nervenheilk. 193 (1968), 219-244

28. Nedvídek, J., J.Ašmera, B.Šedenka: Results of a study of collective immunity against tick-borne encephalitis in the region of Ostrava (tschechisch). Čs. Epid.Mikrobiol.Immunol. XI-1 (1962), 62-64

29. Radda, A., J.Loew, G.Pretzmann: Untersuchungen in einem Naturherd der Frühsommer-Meningo-Encephalitis (FSME) in Niederösterreich. 2.Mitteilung: Virusisolierungsversuche aus Arthropoden und Kleinsäugern. Zbl.Bakt.I Orig. 190 (1963), 281-298

30. Radda, A., W.Schmidtke, A.Wandeler: Nachweis des Virus der Frühsommer-Meningoenzephalitis (FSME) in Ixodes ricinus aus dem Kanton Zürich, Schweiz. Zbl.Bakt.Hyg., I.Abt.Orig.A. 229 (1974), 268-272

31. Rehse-Küpper, B., V.Danielová, R.Ackermann: Isolierung eines für Mäuse pathogenen Virus aus Ixodes ricinus (L.) in Nordrhein-Westfalen und Oberschwaben. Zbl.Bakt.Hyg., I.Abt.Orig. A 224 (1973), 168-177

32. Salminen, A., A.Eriksson, N.Oker-Blom: Hemagglutination-inhibiting antibodies in the human population of an endemic area of diphasic tick-borne meningoencephalitis. Arch.ges. Virusforsch. 11 (1961), 215

33. Scheid, W., R.Ackermann, H.Bloedhorn, R.Löser, G.Liedtke, N. Škrtić: Untersuchungen über das Vorkommen der Zentraleuropäischen Enzephalitis in Süddeutschland. Dtsch.med.Wschr. 89 (1964), 2313

34. Stille, W., J.Bauke: Zeckenenzephalitis in Westdeutschland. Münch. med.Wschr. 107 (1965), 370-374

35. Wyler, R., W.Schmidtke, Ch.Kunz, A.Radda, Verena Henn, Ruth Meyer: Zeckenenzephalitis in der Region Schaffhausen: Isolierung des Virus aus Zecken und serolog.Untersuchungen. Schweiz.med.Wschr. 103 (1973), 1487-1492

Tab. 1: Neutralisierende Serumantikörper gegen CEE-Virus:
Altersverteilung

Alter nach Jahren	n	%
0 - 9	0/ 14	-
10 - 19	0/ 263	-
20 - 29	3/ 742	0,4
30 - 39	8/ 630	1,3
40 - 49	9/ 586	1,5
50 - 59	20/1039	1,9
60 - 69	24/1036	2,3
70 - 79	11/ 492	2,2
80 - 89	2/ 103	1,9
90 - 99	1	-
ohne Angaben	1/ 92	1,1

Tab. 2: Neutralisierende Serumantikörper gegen CEE-Virus: Berufsverteilung

Berufsgruppe	n	%
Forstarbeiter, Wegewarte	12/ 359	3,3
Landwirtsch.Berufe	41/1984	2,1
Handwerker	6/ 526	1,1
Arbeiter	4/ 377	1,1
ohne Beruf (Rentner)	7/ 691	1,0
Gewerbetreibende	3/ 306	0,9
Metzger	1/ 131	0,8
Krankenhauspersonal	1/ 124	0,8
Hausfrauen	3/ 472	0,6
ohne Angaben	28	-

Tab. 3: Neutralisierende Serumantikörper gegen CEE-Virus
bei der Landbevölkerung der BRD

Bundesland	n	%
Bayern	30/1023[+)]	2,9
Schleswig-Holstein	7/ 342	2,0
Baden-Württemberg	19/ 981	1,9
Rheinland-Pfalz	8/ 605	1,3
Nordrhein-Westfalen	9/1060	0,8
Niedersachsen	4/ 653	0,6
Hessen	1/ 274	0,4
Saarland	0/ 60	-
Insgesamt:	78/4998	1,56

[+)] Zähler: Antikörperträger; Nenner: Gesamtzahl der Prüflinge

Tab. 4: Erkrankungen an CEE in den Jahren 1964 - 1977: Altersverteilung

Alter nach Jahren	n
0 - 9	2
10 - 19	6
20 - 29	7
30 - 39	19
40 - 49	5
50 - 59	5
60 - 69	7
Insgesamt:	51

Tab. 5: Erkrankungen an CEE in den Jahren 1964 - 1977: Klinische Erscheinungsformen

Alter nach Jahren	Meningitis	Meningo-enzephalitis	Meningo-myelitis	Meningoenze-phalomyelitis
0 - 9	1	1		
10 - 19	2	3	1	
20 - 29	4	1	1	1
30 - 39	9	7	3 (3R)	
40 - 49	1	3	1	
50 - 59	4	1		
60 - 69	2 (1+)	3 (1+)	2 (2R)	
Insgesamt:	23	19	8	1

+ = Todesfall
R = Residuen

Tab. 6: CEE-Infektionsgebiete in der Bundesrepublik Deutschland
in den Jahren 1965 - 1977

Land	Reg.-Bez.	Kreis	Erkrankungen n
Baden-Württemberg	Nordbaden	Karlsruhe (Stadt)	1
"	Südbaden	Freiburg	1
"	"	Waldshut	2
"	Nordwürttemberg	Böblingen	2
"	Südwürttemberg-Hohenzollern	Calw	1
"	"	Freudenstadt	5
"	"	Tübingen	1
Bayern	Niederbayern	Deggendorf	2
"	"	Dingolfing	1
"	"	Landau/Isar	1
"	"	Rottal in Pfarrkirchen	1
"	"	Passau	10
"	Oberbayern	Altötting	1
"	"	Ebersberg	1
"	"	Pfaffenhofen	2
"	Unterfranken	Miltenberg	1
Nordrhein-Westf.	Detmold	Minden-Lübbecke	1
Rheinland-Pfalz	Pfalz	Donnersbergkreis	1

Tab. 7: Typisierung von 19 aus Ixodes ricinus isolierten
Agentien im Neutralisationsversuch mit CEE-Immunserum

Agens	ohne Serum	LD 50-Titer neg.Serum	pos.Serum	NI [+)]
N 98	9.4	9.4	6.3	3.1
B 50	8.4	8.4	5.1	3.3
B 52	8.8	8.8	4.5	4.3
B 70	9.0	9.4	4.4	4.6
B 74	9.3	9.1	5.1	4.2
B 109	9.5	9.5	5.5	4.0
B 115	8.6	8.2	4.7	3.9
B 116	8.8	9.3	5.0	3.8
B 117	8.6	8.8	4.6	4.0
B 118	8.4	8.8	4.9	3.5
K 23	9.3	9.3	4.9	4.4
B 266	8.5	8.4	5.1	3.4
B 287	9.3	9.0	5.4	3.9
B 325	9.4	9.4	5.1	4.3
B 358	9.4	9.5	4.8	4.6
B 365	8.5	8.6	4.7	3.8
B 369	9.2	8.9	4.9	4.3
N 234	9.0	8.7	4.8	4.2
N 241	8.5	9.4	4.6	3.9

$NI^{+)}$ = Neutralisationsindex

Tab. 8: CEE-Virusisolierungsversuche aus Ixodes ricinus (L.) in Süddeutschland in den Jahren 1972 - 1976

Fanggebiet	Fangbezirk	Jahr	Gesamtzahl	Zecken Nymphen	Imagines	CEE-Virus-isolate
Horb, Kreis Freudenstadt	Neckartal	1972	283	235	48	-
"	Eyachtal	"	209	114	95	-
"	Neckartal	1974	1148	993	155	-
"	Eyachtal	"	3029	2460	569	1 (N)[+]
"	Neckartal	1976	665	463	202	2 (I)[++]
"	Eyachtal	"	452	407	45	-
Obernzell Kreis Passau	-	1974	1946	1638	308	4 (I)
Jochenstein Kreis Passau	-	1974	875	661	214	3 (N), 2 (I)
Scherleinsöd Kreis Passau	Griesbachhang	1974	967	910	57	-
Winzer, Kreis Deggendorf	Sumpfiger Wald	1974	398	316	82	-
Burghausen Kreis Altötting	Gries	1974	530	345	185	-
Mönchberg, Kreis Miltenberg	Picknick-Platz	1975	452	400	52	-

Tab. 8: Fortsetzung

Fanggebiet	Fangbezirk	Jahr	Gesamtzahl	Zecken Nymphen	Imagines	CEE-Virus isolate
Karlsruhe	Stadtwald	1975	499	363	136	1 (N)
Pfaffenhofen	Agelsberg	1975	139	84	55	1 (N)
"	Deimhausen	"	2491	2148	343	2 (N), 2 (I)
"	Reichertshofen	"	65	40	25	-
"	Starkertshofen	"	487	308	179	-
"	Steinerskirchen	"	2404	2040	364	1 (N)

+ N = Nymphen
++ I = Imagines

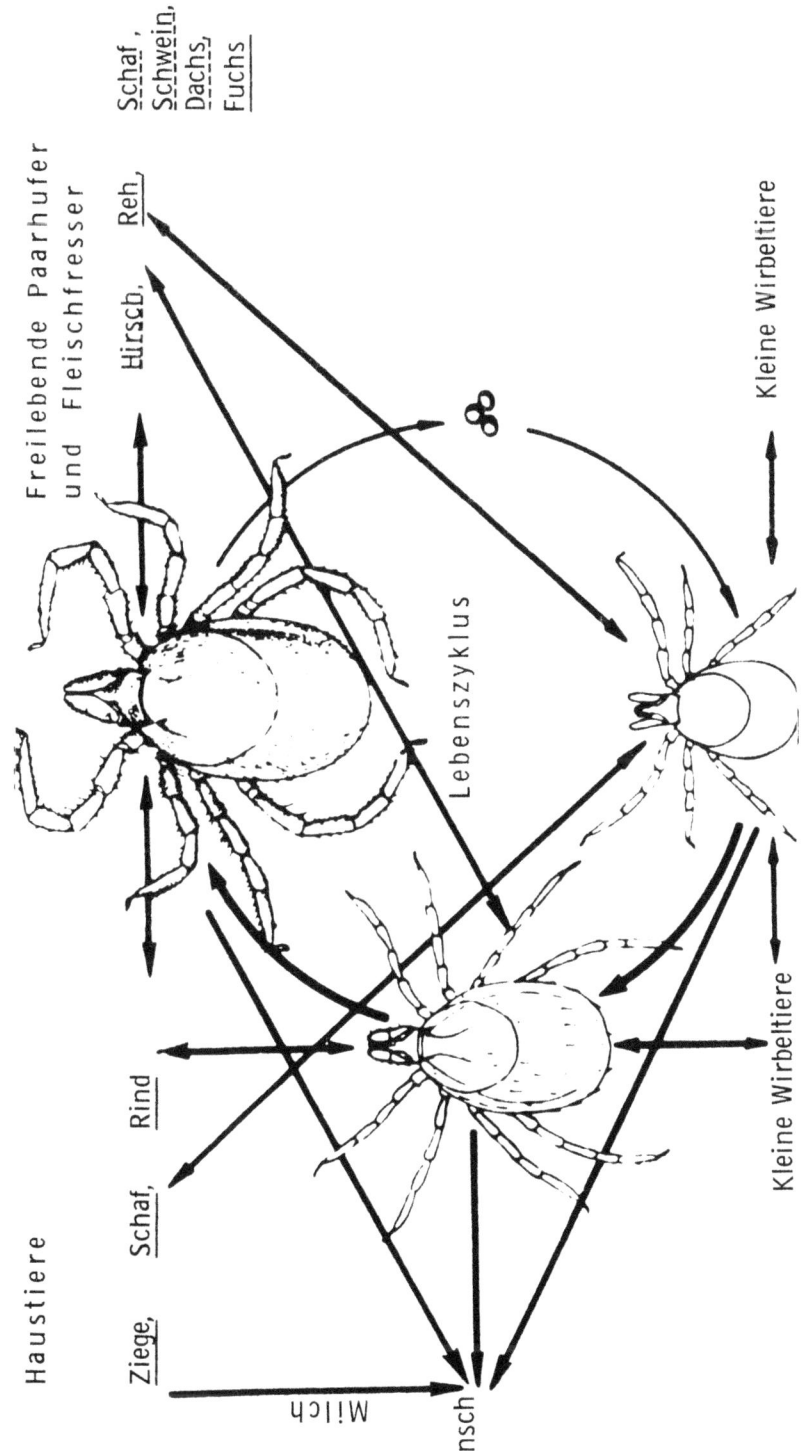

Abb. 1: Wirtszyklus des CEE-Virus

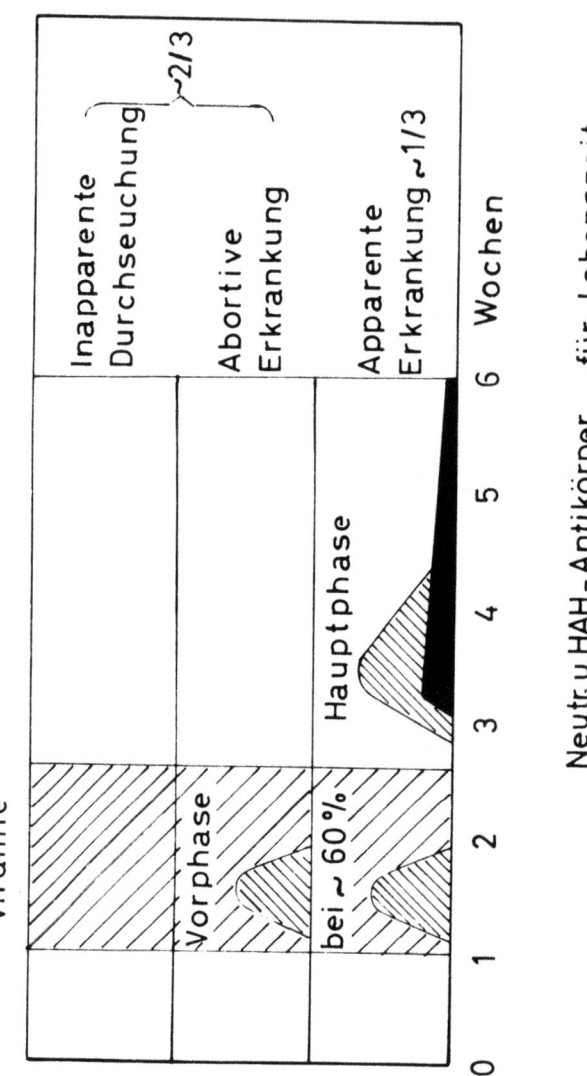

Abb. 2: Verlaufsformen der Zentraleuropäischen Encephalitis

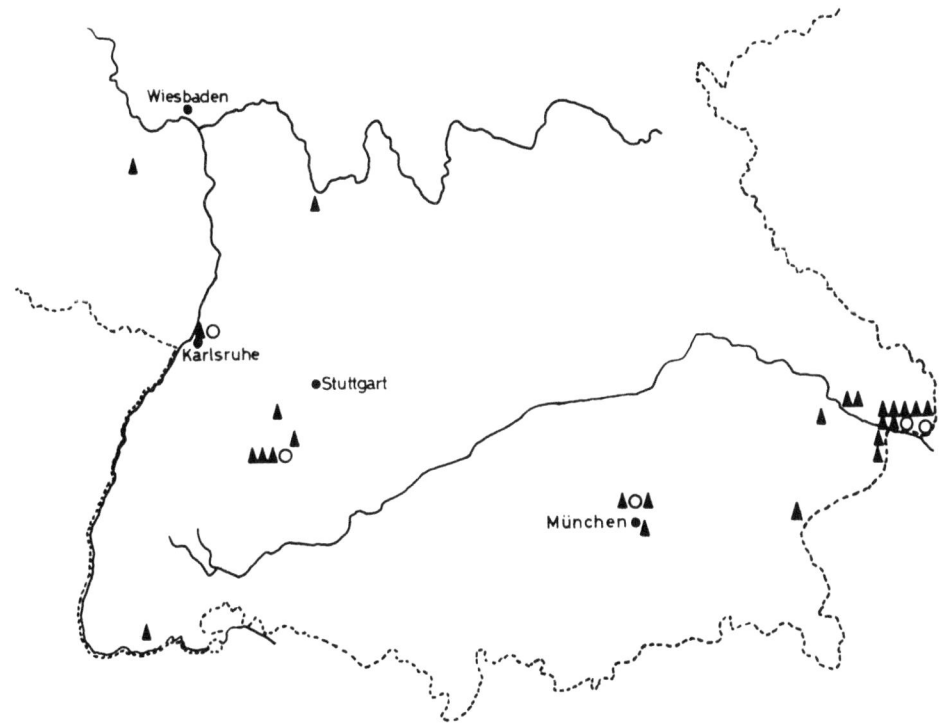

Abb. 3: CEE-Krankheitsfälle (▲) und Isolierung von
CEE-Virus (O) aus Ixodes ricinus in Süddeutschland

FORSCHUNGSBERICHTE
des Landes Nordrhein-Westfalen

*Herausgegeben
vom Minister für Wissenschaft und Forschung*

Die „Forschungsberichte des Landes Nordrhein-Westfalen" sind in zwölf Fachgruppen gegliedert:

Geisteswissenschaften
Wirtschafts- und Sozialwissenschaften
Mathematik / Informatik
Physik / Chemie / Biologie
Medizin
Umwelt / Verkehr
Bau / Steine / Erden
Bergbau / Energie
Elektrotechnik / Optik
Maschinenbau / Verfahrenstechnik
Hüttenwesen / Werkstoffkunde
Textilforschung

Die Neuerscheinungen in einer Fachgruppe können im Abonnement zum ermäßigten Serienpreis bezogen werden. Sie verpflichten sich durch das Abonnement einer Fachgruppe nicht zur Abnahme einer bestimmten Anzahl Neuerscheinungen, da Sie jeweils unter Einhaltung einer Frist von 4 Wochen kündigen können.

WESTDEUTSCHER VERLAG
5090 Leverkusen 3   Postfach 300 620

GPSR Compliance

The European Union's (EU) General Product Safety Regulation (GPSR) is a set of rules that requires consumer products to be safe and our obligations to ensure this.

If you have any concerns about our products, you can contact us on

ProductSafety@springernature.com

In case Publisher is established outside the EU, the EU authorized representative is:

Springer Nature Customer Service Center GmbH
Europaplatz 3
69115 Heidelberg, Germany

www.ingramcontent.com/pod-product-compliance
Ingram Content Group UK Ltd.
Pitfield, Milton Keynes, MK11 3LW, UK
UKHW051659240426
12048UKWH00039B/1432

9 783531 028088